DE LA

LARYNGITE STRÍDULEUSE,

PAR

GUSTAVE GIPOULON,

DE PELLETIN (Creuse),

MEMBRE DE LA SOCIÉTÉ MÉDICALE D'ÉMULATION DE MONTPELLIER, MEMBRE
CORRESPONDANT DE LA SOCIÉTÉ DE MÉDECINE-PRATIQUE DE LA MÊME FACULTÉ,
ANCIEN ÉLÈVE DES HÔPITAUX DE PARIS, ÉLÈVE EXTERNE DES HÔPITAUX DE
MONTPELLIER.

Mémoire lu en séance publique.

MONTPELLIER,

J. MARTEL AINÉ, IMPRIMEUR DE LA FACULTÉ DE MÉDECINE,
RUE DE LA CANABASSERIE 2, PRÈS LA PRÉFECTURE.

1866

A MON PÈRE,

DOCTEUR EN MÉDECINE.

A LA MÉMOIRE

DE MA MÈRE BIEN-AIMÉE.

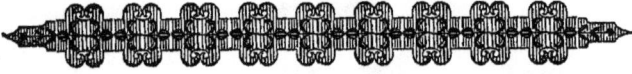

DE LA

LARYNGITE STRIDULEUSE.

La laryngite striduleuse n'est pas toujours d'un diagnostic facile; elle est souvent méconnue. A cause du tableau symptomatique effrayant qu'elle présente, il arrive, en effet, assez communément que le médecin croit avoir affaire à un vrai croup. Trompé par quelques symptômes, il porte un pronostic très-fâcheux et s'empresse de déployer une médication très-active; mais le mal subit son évolution naturelle, et bientôt tout danger se trouve conjuré; alors le praticien s'attribue à tort un succès qui ne l'étonne plus, le jour où, mieux renseigné sur la valeur de certains phénomènes, il s'aperçoit de l'erreur dans laquelle il était tombé.

Ayant eu l'occasion d'observer un cas de laryngite striduleuse dans le service de M. le professeur Combal [1], j'ai pensé qu'il ne serait pas peut-être sans intérêt de vous présenter quelques considérations sur cette maladie au point de vue du diagnostic et du traitement.

Long-temps confondue avec le croup, qui offre avec elle de si grandes ressemblances, ainsi que nous l'avons déjà fait pressentir, la laryngite striduleuse n'a été bien connue que depuis les travaux de Bretonneau sur les *inflammations spéciales du tissu muqueux* en 1826. Plus tard, Guersant [2], Blache [3], Rilliet et

[1] Nous prions ce célèbre praticien de vouloir bien recevoir ici l'expression de toute notre gratitude pour la bienveillance qu'il nous a témoignée et pour les précieux enseignements cliniques que nous puisons tous les jours, soit dans son service à l'hôpital, soit dans ses leçons de thérapeutique à la Faculté.

[2] Dict. de méd. Paris, 1835, T. IX, art. *Croup*, p. 360.

[3] Du croup et du pseudo-croup, Archiv. gén. de méd., 1re série, T. XVII, p. 512.

Barthez[1], Trousseau[2], etc., ont contribué par leurs écrits à une connaissance plus exacte des divers caractères de cette maladie.

Etudiée par Millar sous le nom d'*asthme*, désignée par Bretonneau sous celui d'*angine striduleuse*, elle reçut de Guersant la dénomination de *faux croup* ou de *pseudo-croup*, qu'il abandonna plus tard pour celle de *laryngite striduleuse*. Rilliet et Barthez lui ont donné le nom de *laryngite spasmodique*, qui peut-être devrait être préféré. Telles sont les principales dénominations qui servent à désigner cette maladie.

Quoique commune, elle s'observe très-rarement dans les hôpitaux et l'on en comprend la raison. En effet, elle est si bénigne, elle se montre si soudainement et disparaît si vite que les enfants qui en sont atteints ne sont amenés qu'exceptionnellement dans les hôpitaux.

Le jeune malade que j'ai observé était un

---

[1] Traité cliniq. et pratiq. des maladies des enfants. Paris, 1861, T. Ier, p. 346.

[2] Cliniq. médicale de l'Hôtel-Dieu de Paris, 2e édit. Paris, 1865, T. Ier, p. 520.

orphelin de l'hôpital. Envoyé à l'infirmerie dès le début, on a pu constater les diverses phases de son mal.

Voici en peu de mots quelle est son histoire :

C'était un enfant de 12 ans, doué d'une constitution assez bonne et jouissant habituellement d'une parfaite santé.

Le 27 janvier 1866, vers dix heures du soir, il fut pris brusquement d'une toux fréquente, bruyante et rauque, en un mot d'une toux *croupale ;* la respiration était très-pénible, accélérée, et caractérisée pendant l'inspiration par un sifflement particulier ; la suffocation paraissait imminente. L'enfant était beaucoup agité, il avait la face injectée, les yeux hagards et larmoyants.

L'interne appelé aussitôt prescrit un vomitif ; sous l'influence de ce médicament, il survient des vomissements abondants qui sont suivis de calme.

Le lendemain matin, la toux est encore fréquente et rauque ; elle présente toujours le timbre croupal de la veille, mais à un moindre degré ; il n'y a pas d'expectoration, et la voix est normale.

L'examen ne révèle que de la rougeur de la muqueuse qui tapisse la cavité bucco-pharyngienne, et l'on ne constate aucun engorgement des ganglions lymphatiques du cou. Les autres organes ne présentent rien de particulier à noter. La peau est chaude, et le pouls bat 108 fois par minute. — M. le professeur Combal fait répéter le vomitif ; en même temps il prescrit des cataplasmes sinapisés aux pieds, deux vésicatoires dont l'un au bras et l'autre à la jambe, et des frictions sur la poitrine avec l'huile de croton-tiglium.

Le troisième jour, la toux est moins rauque et la respiration plus libre ; le calme continue toute la journée et pendant la nuit.

Les jours suivants, l'amélioration fait de plus grands progrès, et le septième jour la guérison est complète.

Le fait dont je viens d'esquisser les principaux caractères va faciliter l'étude des symptômes de la laryngite striduleuse. Quels en sont, en effet, les symptômes ? Quelle en est la marche ?

Ainsi que cela a eu lieu dans le cas que je viens de citer, cette maladie débute le plus souvent d'une manière brusque. Le jeune malade est frappé habituellement pendant le sommeil, plus rarement pendant la veille. Il est pris soudainement d'une angoisse et d'une oppression extrêmes ; la respiration est fréquente, entrecoupée ; l'inspiration s'accom-

pagne d'un bruit strident, d'un sifflement particulier qui a servi à caractériser la maladie ;
en même temps il y a une toux forte, bruyante
et rauque, qui revient par quintes plus ou
moins rapprochées. Le plus souvent, on ne
constate pas d'expectoration. Habituellement
la voix reste claire. Chez le jeune malade dont
j'ai parlé, il n'y eut pas de modification de la
voix ; cependant, dans quelques cas, il survient de l'enrouement et plus rarement de
l'aphonie. Jurine et Bretonneau ont vu, chez
plusieurs malades, ce phénomène se produire.
Rilliet a observé un petit garçon qui eut de
l'enrouement, et, huit jours après, une aphonie
complète. L'inspection du pharynx révèle un
peu de rougeur de la muqueuse, et, en explo-
rant les régions cervicale et sous-maxillaire,
on ne trouve pas d'engorgement ganglionnaire.

En même temps que la suffocation et la
toux arrivent, la face se congestionne, les yeux
expriment la terreur, l'enfant s'agite, rejette
sa tête en arrière, et porte la main à son cou
comme pour chercher à enlever l'obstacle qui
amène la gêne de la respiration.

Il y a habituellement peu de fièvre ; chez notre malade, la fréquence du pouls était assez grande, on comptait 108 pulsations par minute.

Après une ou plusieurs heures l'accès se calme, les quintes de toux diminuent d'intensité et de fréquence, elle devient humide ; la respiration est moins bruyante et plus lente.

Le plus souvent ces accidents se répètent plusieurs nuits de suite, mais en perdant chaque fois de leur intensité ; pendant le jour, au contraire, il y a du calme, le malade accuse peu de malaise et présente une toux beaucoup moins rauque.

Il peut arriver que tout soit fini après un premier accès, et que les accidents de la première nuit ne se reproduisent plus les nuits suivantes. C'est ce qui a eu lieu chez le malade que j'ai observé. Le docteur Jonathan Couch rapporte aussi un cas de laryngite striduleuse dans lequel il n'y eut qu'un seul accès.

En résumé, nous voyons là une maladie qui arrive brusquement et qui, après s'être traduite par des phénomènes plus alarmants

que ceux du croup, se termine rapidement
d'une manière heureuse, quelle que soit la.
médication employée.

La durée de cette maladie est, en général,
courte. Suivant Guersant, elle est, en général,
de trois à quinze jours; elle a été de six jours
chez le malade dont je vous ai raconté l'histoire.
Quant à la terminaison, elle est presque
toujours heureuse.

Bretonneau et Guersant n'ont jamais vu cette
maladie occasionner la mort. Cependant la
guérison n'a pas lieu dans tous les cas; mais
les exemples de mort sont très-rares. Dans sa
longue pratique, M. le professeur Trousseau
ne compte que trois cas suivis de mort [1]. Ainsi,
quoique cette maladie présente une très-grande
bénignité, il n'en est pas moins vrai qu'elle
peut se terminer par la mort.

Les lésions anatomiques que l'autopsie
révèle du côté du larynx ne sont ni nombreuses
ni profondes. Elles consistent principalement

[1] Ouv. cité, T. I, p. 525.

dans l'injection de la muqueuse laryngée avec rougeur et gonflement des replis aryténo-épiglottiques. Cette tuméfaction de la muqueuse a pu quelquefois être assez considérable pour diminuer notablement l'ouverture de la glotte et gêner le passage de l'air. C'est ce qui fut noté dans un cas cité par M. le professeur Trousseau.

L'étude des causes ne nous fournit pas des renseignements bien précieux. On ne connaît rien de positif sur l'influence des sexes, des tempéraments, etc. Il est reconnu seulement que c'est une maladie qui sévit de préférence chez les enfants. Guersant ne l'a vue survenir que deux fois après l'âge de sept ans; d'après Jurine, elle se montrerait surtout entre dix-huit mois et dix ans; chez vingt-six sujets atteints de cette maladie, Valleix a noté qu'ils avaient tous moins de huit ans. Le malade que j'ai observé avait douze ans.

On s'accorde aussi à signaler la fréquence de cette maladie en hiver plutôt que dans les autres saisons.

Enfin on a regardé le refroidissement comme une condition très-favorable à son développement.

Le diagnostic de la laryngite striduleuse repose principalement sur les symptômes dont j'ai déjà parlé, et sur le mode d'évolution du mal.

Un enfant bien portant est pris tout-à-coup d'un accès de suffocation ; la respiration est haletante et entrecoupée, la toux fréquente, rauque, sonore, l'inspiration striduleuse, sibilante ; en même temps la face se congestionne, et l'agitation est considérable. Si cet accès se montre brusquement, s'il survient pendant la nuit, s'il cesse après quelques heures pour revenir les jours suivants, s'il ne s'accompagne ni d'expulsion de fausses membranes ni d'engorgement ganglionnaire, on doit songer à une laryngite striduleuse.

Mais le diagnostic n'est pas toujours aussi facile, il est plusieurs maladies avec lesquelles on peut la confondre très-aisément. Ainsi, l'œdème de la glotte et le croup ont une symptomatologie qui offre beaucoup de ressemblance avec celle de la laryngite striduleuse. Cependant il existe plusieurs signes qui permettent de distinguer ces diverses maladies.

L'œdème de la glotte attaque de préférence les adultes ; il est rarement primitif, le plus souvent il est secondaire. Sur quarante observations empruntées à divers auteurs et analysées par Valleix, il ne s'en trouve que quatre dans lesquelles la maladie a paru se développer, dans l'état de santé, par une laryngite primitive[1]. Ce même auteur ajoute que c'est surtout dans la convalescence des fièvres que cette affection s'est le plus fréquemment montrée. Dans l'œdème de la glotte, il y a une altération notable de la voix, les accès de suffocation sont très-violents ; et l'auscultation révèle, dans toute la poitrine, une diminution considérable du murmure vésiculaire, qui s'explique par la difficulté qu'éprouve l'air à pénétrer par l'ouverture glottique. Enfin, l'introduction du doigt au niveau des replis aryténo-épiglotti-

[1] Valleix, Guide du médecin praticien, 5me édit., revue par Lorain. Paris, 1716, T. II, p. 374.

ques fait constater un bourrelet formé par la tuméfaction de ces replis. Ce signe, que nous devons à Tuilier, a une grande valeur au point de vue du diagnostic. Cependant on ne le constate pas dans tous les cas.

Le croup se montre chez les enfants comme la laryngite striduleuse; mais, au point de vue symptomatique, il présente des différences tranchées. Il ne débute pas d'une manière aussi brusque que le faux croup; il est habituellement précédé de prodromes qui se caractérisent par du malaise, de l'anxiété, de la fièvre et souvent une angine. Dans le croup, le premier accès se montre de préférence pendant le jour; la voix est fortement enrouée, et plus tard éteinte; les ganglions lymphatiques du cou sont habituellement engorgés; dans quelques cas, l'expectoration présente des fragments de fausse membrane; enfin, l'examen révèle le plus souvent des produits diphthéritiques sur les amygdales ou sur la paroi postérieure du pharynx.

Chez le malade dont j'ai rapporté l'histoire, l'invasion brusque de la maladie, l'intégrité de la voix, l'absence d'engorgement ganglionnaire au cou et de fausses membranes dans la cavité pharyngienne militaient en faveur d'une laryngite striduleuse.

Nous connaissons maintenant les phénomènes locaux et généraux qui caractérisent la laryngite striduleuse; nous pouvons nous demander quels sont les éléments morbides qui entrent dans sa composition, en un mot, quelle est sa nature.

« La laryngite spasmodique, disent Rilliet et Barthez [1], est une affection complexe dans laquelle une congestion ou une phlegmasie laryngée, unie à une contraction spasmodique des muscles du larynx, se développe sous l'influence du catarrhe. »

J'adopte entièrement cette manière de voir. La laryngite est démontrée par la toux, la gêne de la respiration et quelquefois par de la douleur au niveau du larynx. Au point de vue anatomique, elle se caractérise, soit par l'hyperémie de la muqueuse, soit par une véritable inflammation, ce qui est plus rare.

[1] Ouvr. cité, T. I, p. 351.

L'état spasmodique se traduit par des accès de suffocation qui apparaissent d'une manière intermittente comme dans toutes les nécroses. On a dû chercher naturellement l'explication de ces accès. Il serait trop long de faire un exposé des diverses théories émises à cet égard. Je me bornerai à mentionner la théorie qui me paraît la plus scientifique, et qui est celle des actions réflexes.

En effet, dans la laryngite striduleuse, l'irritation de la muqueuse est, d'après le docteur Lallement, « le point de départ d'actions réflexes dont le résultat est, d'une part, la contraction des muscles respirateurs (efforts d'inspiration, toux), et, d'autre part, la contraction des muscles du larynx (sifflement laryngé, occlusion spasmodique de la glotte qui produit les accès de suffocation [1]. »

L'impression produite sur la muqueuse, ajoute cet auteur, est *transmise* par la portion sensitive du pneumo-gastrique jusqu'aux centres cérébro-spinaux, et, de-là, elle est trans-

[1] Lallement, De l'élément nerveux dans le croup. Paris, 1864, p. 39.

formée en principe d'action qui est réfléchi par diverses voies (le spinal et surtout la portion motrice du pneumo-gastrique).

Quant à l'affection catarrhale, elle est démontrée surtout par les conditions individuelles; la maladie sévit principalement sur des enfants, en un mot, sur des sujets jeunes, lymphatiques, peu disposés aux maladies franchement inflammatoires. Mais dans la symptomatologie, on trouve aussi des preuves en faveur de l'existence de cette affection, savoir : d'une part l'absence de phénomènes inflammatoires, et de l'autre les symptômes de coryza, d'angine et de bronchite, qui souvent accompagnent la laryngite striduleuse.

Le pronostic de cette maladie n'est pas grave, malgré le cortége effrayant des phénomènes morbides qui la caractérisent. J'ai déjà dit qu'elle se terminait par la guérison dans l'immense majorité des cas, et que les exemples de mort étaient très-rares. On devra porter un pronostic favorable toutes les fois que la laryngite ne présentera qu'un seul accès de suffo-

cation, et lorsque les accès iront en diminuant
d'intensité.

J'arrive au traitement. Beaucoup de médecins
préconisent l'expectation. Bien que cette maladie puisse se terminer par la guérison dans
le cas où elle serait abandonnée à elle-même,
je ne pense pas qu'on doive adopter cette mé-
thode de traitement d'une manière exclusive.
En présence de symptômes si graves en appa-
rence, le praticien doit instituer une médication, ne serait-ce qu'en vue de mettre sa
responsabilité à l'abri. La prudence conseille
une pareille conduite, car tel cas qu'on croit
léger pourrait devenir grave sans une médication rationnelle.

Les indications thérapèutiques découlent de
la connaissance des éléments qui entrent dans
la composition du croup. Chez le malade dont
j'ai parlé, M. le professeur Combal[1], avait
résumé sous quatre chefs principaux les indications thérapeutiques, savoir : 1° chercher à

[1] Clinique du 17 février 1866.

combattre l'affection catarrhale ; 2° détourner les mouvements fluxionnaires qui se portent vers le larynx; 3° calmer l'excitation du système nerveux ; 4° faire résoudre l'inflammation locale.

Quant aux moyens employés, au lieu de les grouper suivant ces indications, nous allons les étudier successivement et en apprécier la valeur.

Émissions sanguines. — La saignée et les sangsues trouvent rarement leur indication dans la laryngite striduleuse. Il est cependant des auteurs qui les prescrivent presque dans tous les cas. Bretonneau, Guersant, Rilliet et Barthez ne conseillent leur emploi que dans les cas où les accès sont très-intenses, très-prolongés, et chez les enfants robustes. On doit partager leur sage réserve.

Si l'on croit les sangsues utiles, on doit les appliquer en petit nombre et les placer aux extrémités inférieures plutôt qu'au cou, suivant le conseil de Rilliet et Barthez[1]. Ils ont vu la

[1] Ouv. cité, T. I, p. 359.

congestion augmenter d'une manière effrayante sous l'influence de l'appel sanguin que déterminent les sangsues appliquées au voisinage du siége du mal.

Évacuants. — Les vomitifs sont souvent employés. Chez notre jeune malade, le vomitif donné dès le début de la maladie fut répété le lendemain avec le plus grand avantage. Rilliet et Barthez ont recours aux vomitifs d'une manière presque exclusive, et ils s'en trouvent très-bien ; ils conseillent aussi l'usage répété de ces agents. L'ipécacuanha est, en général, préféré surtout chez les jeunes enfants

Quant aux purgatifs, conseillés par Bretonneau, Guersant et quelques autres auteurs, ils ne paraissent pas avoir une utilité bien réelle. D'après Rilliet et Barthez, ce n'est qu'à titre d'adjuvants qu'ils peuvent rendre quelques services.

Révulsifs cutanés. — On aura recours avec avantage aux révulsifs cutanés. Les cataplasmes sinapisés, placés sur les extrémités inférieures, sont très-utiles. Le coton dont on entoure les pieds et que l'on recouvre de taffetas gommé, est aussi un agent de révulsion fort avantageux.

Le vésicatoire est un moyen encore plus précieux et que l'on ne doit jamais négliger. Il a été conseillé par Rosen, Jurine, Vieusseux, Couch, Guersant, Rilliet et Barthez, etc. Il a été utilisé par M. le professeur Combal chez son malade. D'après les principes de contre-fluxion établis par Barthez, on doit les placer au début sur les extrémités inférieures ou supérieures; plus tard, on peut les rapprocher du siége du mal.

Après l'emploi des vésicatoires, si le mal persiste, on pourra recourir à des frictions faites avec l'huile de croton-tiglium sur la partie antérieure et inférieure du cou.

Graves [1] conseille, d'après le Dr Lehmann, de faire passer sous le menton du malade une éponge aussi chaude qu'elle peut être sup- portée. Répétée 10 ou 15 minutes de suite, cette opération amène vers la peau une sorte

---

[1] Graves, Leçons de clin, méd., trad. par le Dr Jaccoud, Paris, 1862, L. II, p. 6.

de fluxion , sous l'influence de laquelle la toux se calme et l'accès cesse.

Anti-spasmodiques. — Les accès de suffocation étant dus à un spasme de la glotte , on doit recourir à l'emploi des anti-spasmodiques, surtout lorsque les accès sont violents et prolongés. Ces agents constituent à eux seuls la base du traitement employé par Millar et Wichmann.

D'après Rilliet et Barthez, l'assa-fœtida est l'anti-spasmodique qui jouit de la plus grande vogue. Il était donné à l'intérieur par Millar ; mais, à cause de son odeur, il est préférable de l'administrer en lavement.

Les auteurs s'accordent aussi à vanter l'efficacité du musc. A côté du prix élevé de ce médicament , on lui préféra chez notre malade l'ambre gris qui fut donné à la dose de deux grammes.

Tisanes. — Les tisanes adoucissantes conviennent ; on choisira celles qui pourront provoquer un mouvement d'expansion à la peau. L'infusion de fleurs de mauve et de violettes, et celle de fleurs de guimauve édulcorée avec un sirop (celui de gomme, de capillaire ou de bourrache par exemple), pourront être préférées. Il serait inutile d'ajouter que ces boissons seront données chaudes.

Moyens higiéniques. — L'enfant devra garder le lit, même dans les cas où il paraîtrait jouir d'une santé parfaite dans l'intervalle des accès; il sera chaudement couvert, et l'air de la chambre sera pur et modérément chaud.

Si les accès de suffocation sont prononcés, s'il y a de la fièvre, on laissera le malade à une diète sévère pendant les premiers jours; plus tard, on permettra graduellement une alimentation de plus en plus copieuse, en commençant par des bouillons, pris toutes les trois heures.

Pendant l'accès, il convient de recourir à quelques précautions; l'enfant sera placé sur son séant, on le débarrassera de tous les liens qui peuvent comprimer le larynx ou le thorax, et il sera utile aussi de lui fournir un point d'appui solide qui facilite les mouvements respiratoires.

Trachéotomie. — La trachéotomie a été

conseillée par quelques médecins. Si la suffocation est considérable et le danger pressant, on
doit se décider. Qu'on n'oublie pas que cette
maladie peut quelquefois se terminer par la
mort.

Dans un cas cité par M. le prof^r. Trousseau,
la trachéotomie, pratiquée par M. Richard,
permit de sauver un enfant qui était sur le
point de mourir suffoqué par cette maladie.
Cette opération peut donc être très-avanta-
geuse dans certains cas. Il conviendra de la
pratiquer *toutes les fois que la vie sera évi-
demment en danger*.

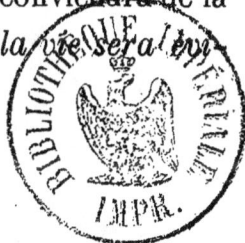

FIN.